I0790641

Routine capillaire cheveux crépus

Spécial pousse et prise de longueur

SOMMAIRE

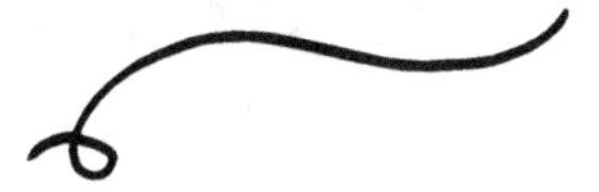

Page 4 : Pourquoi construire une routine ?

Page 7 à 9 : Dresse un état des lieux de tes cheveux

Page 10 : Le programme

Page 11 : Liste des produits à te procurer

Page 12 à 52 : Ton calendrier de soins

Page 53 à 54 : Bilan

Page 55 à 65 : Méthodologie d'entretien

Page 66 : L'astuce prise de longueur

Page 67 à 74 : Ta routine quotidienne

Page 75 à 80 : Notes sur ton suivi capillaire

Pourquoi construire une routine

Une bonne routine capillaire est essentielle pour se construire une belle chevelure. Avoir de bonnes connaissances sur les produits et les gestes que tu appliques sur ta chevelure est capital pour ne pas se retrouver avec des cheveux très abimés et qui se cassent énormément. Les cheveux ne prennent alors plus de longueur.

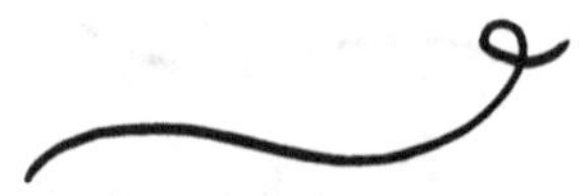

La pousse est un processus qui se passe principalement au niveau du cuir chevelu. Cependant, un élément secondaire de la pousse est souvent oublié : la rétention. Sans rétention de longueur, il n'y a aucune évolution de longueur visible, même si le cuir chevelu continue de produire de nouveaux cheveux chaque jour.

La pousse des cheveux est donc un processus en deux étapes :

- l'émergence des cheveux du cuir chevelu
- et la rétention de longueur au niveau des pointes.

Quand les cheveux sont abimés, il n'y a plus de rétention de longueur

Ce carnet de routine va donc t'aider pour deux aspects :

- La robustesse du cheveu : Cet aspect est assuré par les soins. Le carnet te donne les clés pour faire des soins intensifs et extrêmement nourrissants qui rendront vos cheveux résistants.

- Réduire la casse des cheveux : Nos cheveux se cassent à cause de mauvaises manipulation au quotidien. Cela empêche la prise de longueur. Il faut suivre très attentivement les étapes délivrés par ce carnet pour réduire la casse

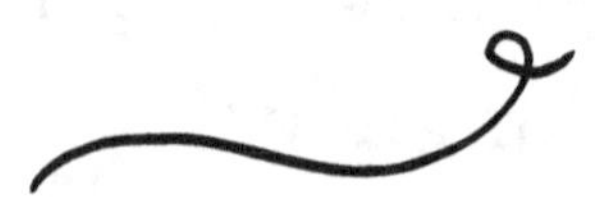

Etat des lieux

Quelle est la longueur de tes cheveux en cm :

....

Ta longueur par rapport à ton visage :

....

Quelles problématiques souhaites-tu résoudre :

....
....
....
....
....

A quelle fréquence fais-tu des soins :

....
....
....

Quel est l'état de tes cheveux après un soin (douceur, maléabilité souplesse...) :

....

....

....

....

....

Quel est l'état de tes cheveux une semaine après un soin :

....

....

....

....

....

Quel est l'état général de tes cheveux :

....

....

....

....

....

Prends une photo de tes cheveux

Le programme

Tu as décidé d'apprendre sérieusement à prendre soin de tes cheveux ? Bravo ! Avec ce carnet, tu as un programme de soin de 12 semaines pour une bonne pousse des cheveux.

Chaque semaine, consulte le programme pour découvrir le soin à réaliser et applique à la lettre les étapes expliquées.

Pour chaque soin, tu dois te référer aux instructions de la partie "Méthodologie".

Pour prendre soin de tes cheveux de manière quotidienne, suis les recommandations de la partie "Routine quotidienne".

Attention ! Le programme ne marche que si tu suis scrupuleusement les instructions demandées. Il n'y a aucune recommandation superflue.

Liste de produits à te procurer

Une ou des huiles végétales ☐

Un beurre végétal ☐

Un lait hydratant ☐

Un masque protéiné ☐

Un masque hydratant ☐

Un shampoing doux ☐

Un shampoing clarifiant ☐

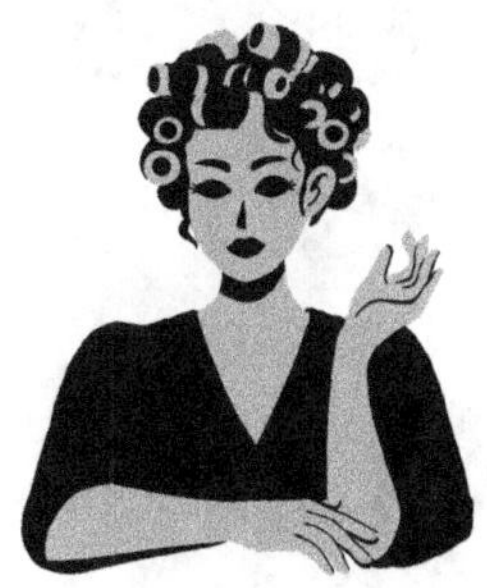

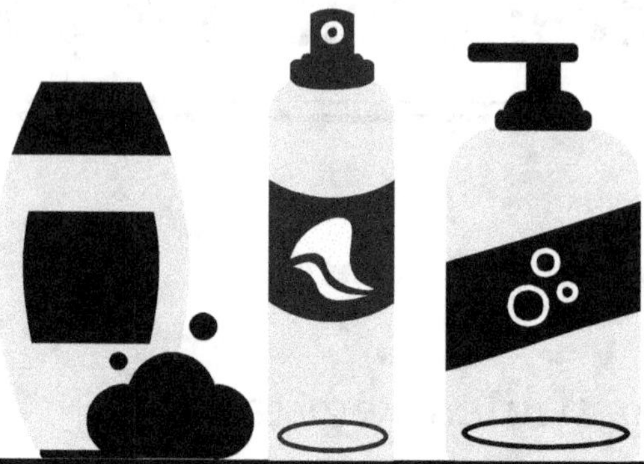

Calendrier de soins

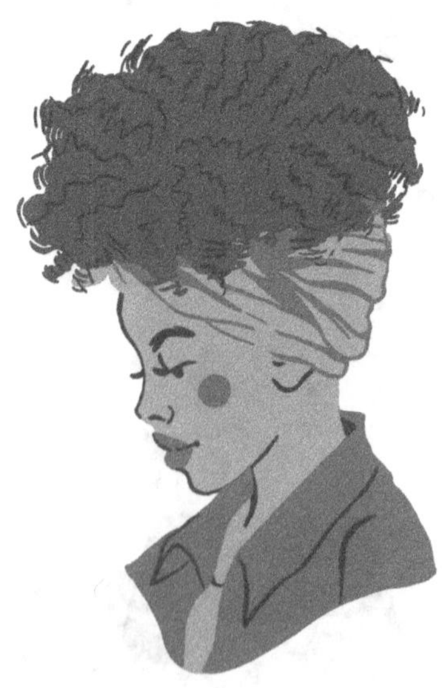

Semaine 1

Le soin protéiné

Pour que les cheveux soient forts et en bonne santé, il faut leur donner de l'hydratation ainsi que des protéines lors des soins.

Les protéines et l'hydratation fonctionnent ensemble au sein de la fibre capillaire pour créer une belle chevelure. Ils ne fonctionnent pas l'un sans l'autre.

L'hydratation n'est pas bien absorbée si les cheveux sont en trop grand manque de protéines et vice versa. La fréquence des soins protéinés va varier en fonction de l'état des cheveux : s'ils sont abimés, défrisées ou colorés, il faudra beaucoup plus de protéines que s'ils sont sains et naturels.

Avant ton soin

Nombre de jours entre mon dernier soin et aujourd'hui :

....

Donne une impression générale de tes cheveux cette semaine :

....

....

....

Au toucher mes cheveux sont (doux, faciles à manipuler, rigides, secs, cassants ...) :

....

....

....

Visuellement mes cheveux sont (brillants, ternes, souples...) :

....

....

....

Étapes du soin protéiné

Faire un bain d'huile

Faire un shampoing clarifiant

Pour être certaine que tes cheveux vont bien bénéficier de leur soin protéiné, le mieux est de faire un shampoing clarifiant.

Faire un masque protéiné

Faire un démêlage par sections

Rinçage, hydratation et nattes

Réfère toi pour chaque étape à la méthodologie donnée

Notes

Date du soin :

....

Les produits utilisées :

....

....

....

....

....

Etat de mes cheveux après le soin :

....

....

....

Tes objectifs pour la semaine à venir et ton prochain soin :

....

....

....

....

....

Semaine 2

Le soin hydratant

La tendance naturelle des cheveux crépus sera de sécher en laissant l'eau s'évaporer dans l'air. Les masques hydratant fournissent aux cheveux les armes pour retenir l'eau au sein de la fibre capillaire. Quand les cheveux ont du mal à retenir l'hydration, le miel et l'aloe vera sont de puissant alliés. Mélangez-en avec votre masque habituel afin de le rendre plus hydratant.

Recette :

4 CS de masque hydratant

2 CS de miel

2 CS d'aloe vera (optionnel)

2 CS d'huile végétale

Avant ton soin

Nombre de jours entre mon dernier soin et aujourd'hui :

....

Donne une impression générale de tes cheveux cette semaine :

....

....

....

Au toucher mes cheveux sont (doux, faciles à manipuler, rigides, secs, cassants ...) :

....

....

....

Visuellement mes cheveux sont (brillants, ternes, souples...) :

....

....

....

Étapes du soin hydratant

Faire un shampoing doux

Faire un masque hydratant en utilisant la recette donnée

Faire un démêlage par sections

Rinçage, hydratation et nattes

Réfère toi pour chaque étape à la méthodologie donnée

Notes

Date du soin :

....

Les produits utilisées :

....

....

....

....

....

Etat de mes cheveux après le soin :

....

....

....

Tes objectifs pour la semaine à venir et ton prochain soin :

....

....

....

....

....

Semaine 3

Le soin complet

A la fin du soin complet, on se retrouve avec des cheveux doux, agréables au toucher, brillants, vivants. Après un certain temps passé à faire régulièrement de tels soins, des changements plus profonds se produisent. Les cheveux gagnent du corps, ils deviennent plus épais et plus résistants.

Ces changements vont souvent te donner l'impression que tes cheveux changent de texture. L'état de tes cheveux après un soin complet doit te servir de référence. Prends le temps de vraiment observer tes cheveux après les soins complets avec tes yeux mais aussi avec tes doigts. Le but est d'avoir la meilleure idée de ce que devrait être l'état normal de tes cheveux.

Nombre de jours entre mon dernier soin et aujourd'hui :

....

Donne une impression générale de tes cheveux cette semaine :

....

....

....

Au toucher mes cheveux sont (doux, faciles à manipuler, rigides, secs, cassants ...) :

....

....

....

Visuellement mes cheveux sont (brillants, ternes, souples...) :

....

....

....

Étapes du soin complet

Faire un bain d'huile

Faire un shampoing doux

Faire un masque hydratant

Faire un démêlage par sections

Rinçage, hydratation et nattes

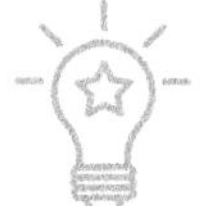

Réfère toi pour chaque étape à la
méthodologie donnée

Notes

Date du soin :

....

Les produits utilisées :

....

....

....

....

....

Etat de mes cheveux après le soin :

....

....

....

Tes objectifs pour la semaine à venir et ton prochain soin :

....

....

....

....

....

Avant ton soin

Nombre de jours entre mon dernier soin et aujourd'hui :

....

Donne une impression générale de tes cheveux cette semaine :

....

....

....

Au toucher mes cheveux sont (doux, faciles à manipuler, rigides, secs, cassants ...) :

....

....

....

Visuellement mes cheveux sont (brillants, ternes, souples...) :

....

....

....

Semaine 4 : Soin protéiné

Faire un bain d'huile

Faire un shampoing clarifiant

Pour être certaine que tes cheveux vont bien bénéficier de leur soin protéiné, le mieux est de faire un shampoing clarifiant.

Faire un masque protéiné

Faire un démêlage par sections

Rinçage, hydratation et nattes

Réfère toi pour chaque étape à la méthodologie donnée

Notes

Date du soin :

....

Les produits utilisées :

....
....
....
....
....

Etat de mes cheveux après le soin :

....
....
....

Tes objectifs pour la semaine à venir et ton prochain soin :

....
....
....
....
....

Avant ton soin

Nombre de jours entre mon dernier soin et aujourd'hui :

....

Donne une impression générale de tes cheveux cette semaine :

....

....

....

Au toucher mes cheveux sont (doux, faciles à manipuler, rigides, secs, cassants ...) :

....

....

....

Visuellement mes cheveux sont (brillants, ternes, souples...) :

....

....

....

Semaine 5 : Soin hydratant

Faire un shampoing doux

Faire un masque hydratant en utilisant la recette donnée

Faire un démêlage par sections

Rinçage, hydratation et nattes

Réfère toi pour chaque étape à la méthodologie donnée

Notes

Date du soin :

....

Les produits utilisées :

....

....

....

....

....

Etat de mes cheveux après le soin :

....

....

....

Tes objectifs pour la semaine à venir et ton prochain soin :

....

....

....

....

....

Nombre de jours entre mon dernier soin et aujourd'hui :

....

Donne une impression générale de tes cheveux cette semaine :

....

....

....

Au toucher mes cheveux sont (doux, faciles à manipuler, rigides, secs, cassants ...) :

....

....

....

Visuellement mes cheveux sont (brillants, ternes, souples...) :

....

....

....

Semaine 6 : Soin complet

Faire un bain d'huile

Faire un shampoing doux

Faire un masque hydratant

Faire un démêlage par sections

Rinçage, hydratation et nattes

Réfère toi pour chaque étape à la
méthodologie donnée

Notes

Date du soin :

....

Les produits utilisées :

....

....

....

....

....

Etat de mes cheveux après le soin :

....

....

....

Tes objectifs pour la semaine à venir et ton prochain soin :

....

....

....

....

....

Semaine 7

Le soin classique

Grâce aux soins, les cheveux sont plus beaux : ils ont plus d'éclat, plus de tenue, plus de corps et on se retrouve avec une chevelure globalement plus belle.

Les soins classiques sont des soins simples et nourrissants qui permettent de maintenir vos cheveux bien soignés. Mais il faudra toujours les utiliser en alternance avec des soins plus complets qui vont rendre tes cheveux profondément plus résistant.

Des cheveux plus élastiques et plus forts résistent mieux aux agressions du quotidien ce qui permet d'avoir des cheveux qui se cassent moins, et qui prennent donc de la longueur au fil des mois.

Avant ton soin

Nombre de jours entre mon dernier soin et aujourd'hui :

....

Donne une impression générale de tes cheveux cette semaine :

....

....

....

Au toucher mes cheveux sont (doux, faciles à manipuler, rigides, secs, cassants ...) :

....

....

....

Visuellement mes cheveux sont (brillants, ternes, souples...) :

....

....

....

Étapes du soin classique

Faire un shampoing doux

Faire un masque hydratant

Faire un démêlage par sections

Rinçage, hydratation et nattes

Réfère toi pour chaque étape à la
méthodologie donnée

Notes

Date du soin :

....

Les produits utilisées :

....

....

....

....

....

Etat de mes cheveux après le soin :

....

....

....

Tes objectifs pour la semaine à venir et ton prochain soin :

....

....

....

....

....

Nombre de jours entre mon dernier soin et aujourd'hui :

....

Donne une impression générale de tes cheveux cette semaine :

....

....

....

Au toucher mes cheveux sont (doux, faciles à manipuler, rigides, secs, cassants ...) :

....

....

....

Visuellement mes cheveux sont (brillants, ternes, souples...) :

....

....

....

Faire un bain d'huile

Faire un shampoing clarifiant

Pour être certaine que tes cheveux vont bien bénéficier de leur soin protéiné, le mieux est de faire un shampoing clarifiant.

Faire un masque protéiné

Faire un démêlage par sections

Rinçage, hydratation et nattes

Réfère toi pour chaque étape à la méthodologie donnée

Notes

Date du soin :

....

Les produits utilisées :

....
....
....
....
....

Etat de mes cheveux après le soin :

....
....
....

Tes objectifs pour la semaine à venir et ton prochain soin :

....
....
....
....
....

Avant ton soin

Nombre de jours entre mon dernier soin et aujourd'hui :

....

Donne une impression générale de tes cheveux cette semaine :

....

....

....

Au toucher mes cheveux sont (doux, faciles à manipuler, rigides, secs, cassants ...) :

....

....

....

Visuellement mes cheveux sont (brillants, ternes, souples...) :

....

....

....

Semaine 9 : Soin hydratant

Faire un shampoing doux

Faire un masque hydratant en utilisant la recette donnée

Faire un démêlage par sections

Rinçage, hydratation et nattes

Réfère toi pour chaque étape à la méthodologie donnée

Notes

Date du soin :

....

Les produits utilisées :

....

....

....

....

....

Etat de mes cheveux après le soin :

....

....

....

Tes objectifs pour la semaine à venir et ton prochain soin :

....

....

....

....

....

Nombre de jours entre mon dernier soin et aujourd'hui :

....

Donne une impression générale de tes cheveux cette semaine :

....

....

....

Au toucher mes cheveux sont (doux, faciles à manipuler, rigides, secs, cassants ...) :

....

....

....

Visuellement mes cheveux sont (brillants, ternes, souples...) :

....

....

....

Semaine 10 : soin complet

Faire un bain d'huile

Faire un shampoing doux

Faire un masque hydratant

Faire un démêlage par sections

Rinçage, hydratation et nattes

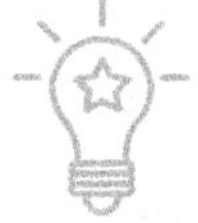

Réfère toi pour chaque étape à la
méthodologie donnée

Notes

Date du soin :

....

Les produits utilisées :

....

....

....

....

....

Etat de mes cheveux après le soin :

....

....

....

Tes objectifs pour la semaine à venir et ton prochain soin :

....

....

....

....

....

Avant ton soin

Nombre de jours entre mon dernier soin et aujourd'hui :

....

Donne une impression générale de tes cheveux cette semaine :

....

....

....

Au toucher mes cheveux sont (doux, faciles à manipuler, rigides, secs, cassants ...) :

....

....

....

Visuellement mes cheveux sont (brillants, ternes, souples...) :

....

....

....

Semaine 11 : Soin classique

Faire un shampoing doux

Faire un masque hydratant

Faire un démêlage par sections

Rinçage, hydratation et nattes

Réfère toi pour chaque étape à la
méthodologie donnée

Notes

Date du soin :

....

Les produits utilisées :

....

....

....

....

....

Etat de mes cheveux après le soin :

....

....

....

Tes objectifs pour la semaine à venir et ton prochain soin :

....

....

....

....

....

Avant ton soin

Nombre de jours entre mon dernier soin et aujourd'hui :

....

Donne une impression générale de tes cheveux cette semaine :

....

....

....

Au toucher mes cheveux sont (doux, faciles à manipuler, rigides, secs, cassants ...) :

....

....

....

Visuellement mes cheveux sont (brillants, ternes, souples...) :

....

....

....

Semaine 12 : Soin protéiné

Faire un bain d'huile

Faire un shampoing clarifiant

Pour être certaine que tes cheveux vont bien bénéficier de leur soin protéiné, le mieux est de faire un shampoing clarifiant.

Faire un masque protéiné

Faire un démêlage par sections

Rinçage, hydratation et nattes

Réfère toi pour chaque étape à la méthodologie donnée

Notes

Date du soin :

....

Les produits utilisées :

....

....

....

....

....

Etat de mes cheveux après le soin :

....

....

....

Tes objectifs pour la semaine à venir et ton prochain soin :

....

....

....

....

....

Bilan

Quelle est la longueur de tes cheveux en cm :

....

Ta longueur par rapport à ton visage :

....

L'aspect final de tes cheveux :

....

....

....

....

Ta plus grande victoire :

....

....

....

....

Tes objectifs pour la suite :

....

....

....

....

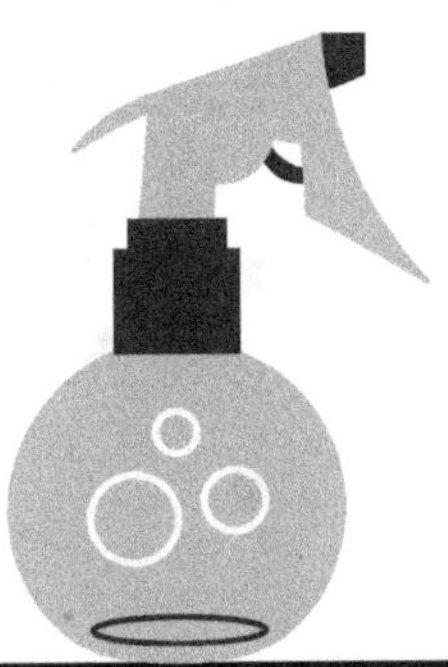

Méthodologie

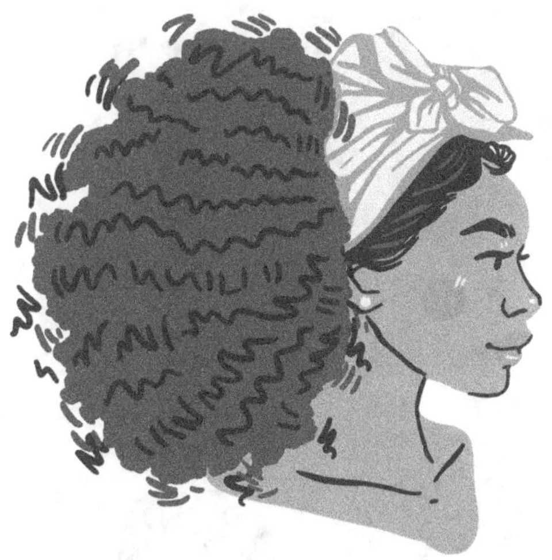

Le bain d'huile

C'est le moment essentiel pour soigner tes cheveux crépus et les rendre plus résistants. On va badigeonner les cheveux d'huile végétale et laisser poser cette huile pour que les cheveux absorbent les nutriments.

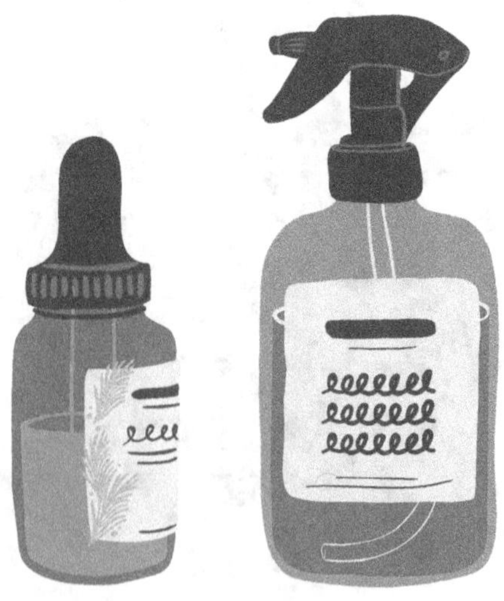

1. Divise ta chevelure en 4 à 6 sections et fixe chaque section avec une pince séparatrice

2. Libère une première section et applique l'huile sur le cuir chevelu. Fais bien pénétrer l'huile en massant délicatement sur le bout des doigts.

3. Applique l'huile sur les longueur des cheveux et l'étaler en utilisant la paume des mains.
Répète la procédure sur les autres sections.

4. Pour faire pénétrer l'huile, utilise une charlotte, du papier cellophane, ou un casque autochauffant et laisse reposer au moins 30 minutes.

Le shampoing

Le shampoing permet de laver les cheveux et de se débarrasser de toutes les couches de produits et poussières qui pourraient empêcher aux nutriments et à l'hydratation de pénétrer la fibre capillaire.

Il faut être particulièrement vigilant à cette étape car les cheveux crépus sont très vulnérables à l'agressivité du shampoing.

Sinon, on peut se retrouver avec des cheveux secs, cassants, emmêlés et avec des noeuds.

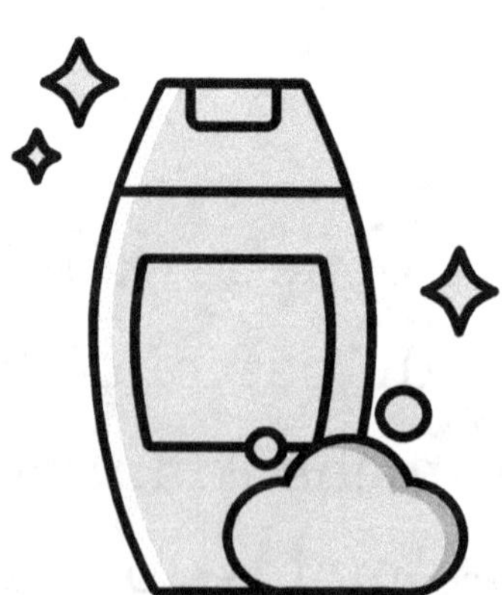

1. Divise ta chevelure en 4 sections. Libère une portion et mouille tes cheveux sous la douche.

2. Applique le shampoing sur la portion et masse le cheveux de haut en bas avec les 2 mains. Il faut éviter de tasser les cheveux sur la tête. Utilise le bout des doigts pour masser le cuir chevelu.

3. Une fois les cheveux lavés et le shampoing rincé, attache à nouveau la portion de cheveux. Recommencer sur les autres portions.

4. A la fin, grâce au fait que tu as divisé tes cheveux en 4 portions, tu as une chevelure qui est certes rétrécie sous l'action de l'eau, mais pas considérablement emmêlée ni tassée.

Le masque

Quand les cheveux sèchent, l'eau s'évapore dans l'air. Si on veut que les cheveux gardent cette hydratation il va falloir les aider : les masques nourrissent les cheveux en profondeur en leur donnant les armes pour garder un maximum d'eau au coeur de la fibre capillaire.

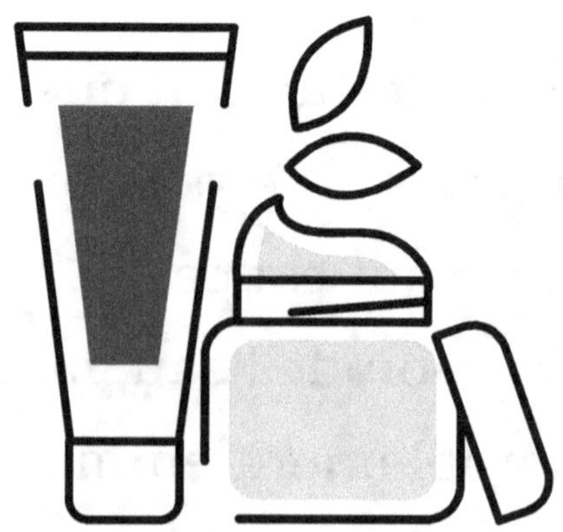

1. Fraîchement lavés, défait une portion de tes cheveux et applique le produit avec un mouvement descendant en massant bien les cheveux entre les paumes des deux mains.

2. Enroule et met une pince (ou vanille si tu as les cheveux courts) sur la section où tu vient d'appliquer le masque. Répète l'opération sur chaque portion.

3. Couvre tes cheveux avec un bonnet ou du papier cellophane pendant au moins 30 minutes.

Le démêlage

Le démêlage sert principalement à enlever les cheveux morts et diminuer le niveau de chaos des cheveux. C'est aussi l'occasion d'éliminer les noeuds et réduire le niveau d'emmêlement des cheveux.

Mais attention, les cheveux crépus peuvent former des noeuds que l'on pourra retrouver tout au long des cheveux. Cela peut rendre le démêlage difficile et nerveusement épuisant. La routine de ce carnet permet d'éviter ce genre de situation dans la plupart des cas. Mais si cela arrive malgré tout, il faudra faire preuve de patience et de délicatesse pour ne pas arracher les cheveux.

1. Le démêlage des cheveux s'effectue constamment lors du moment où votre masque repose sur vos cheveux

2. Enlève une des pinces (ou défait chaque nattes d'une portion). Sépare la portion en 2 ou 3 parties. Et masse légèrement du haut vers le bas pour détendre les cheveux.

3. Fait glisser ta main au plus près des pointes (2 cm près) et avec une brosse tangle teezer, commence à démêler les cheveux qui dépassent de ta main.

4. Recommence jusqu'à la racine et fait une vanille avec la section que tu viens de démêler. Continue sur toute la tête.

5. Sans défaire les nattes, rince abondamment sous la douche.

Les nattes

Après le soin, une dizaine de nattes ou de vanilles va permettre de mieux faire pénétrer les produits hydratants. Grâce à cette étape, tes cheveux seront beaucoup plus doux.

Dans le même temps, quand tu vas défaire tes nattes, tes cheveux seront étirés et contraints dans un pli de nattes : de multiples mèches ondulés vont être créées et vont faciliter le coiffage de la semaine.

1. Défait une des nattes faite au moment du démêlage
Applique du lait hydratant et masse bien le produit dans les cheveux.

2. Applique une noisette de beurre sur la même portion. (si le beurre est trop lourd pour tes cheveux, applique directement de l'huile)

3. Applique une goutte d'huile sur les pointes pour leur apporter une protection supplémentaire.

4. Nattes tes cheveux en faisant glisser les doigts le long de la mèche à chaque croisement des cheveux. Tu dois lisser le grain de cheveux entre tes doigts pour défaire la frisure naturelle de tes cheveux et les étirer.

Astuce prise de longueur

Si vous avez de l'alopécie ou des endroits où vos cheveux poussent moins bien :

Mélangez de l'hydrolat de romarin et de l'huile essentielle de moutarde.

Appliquez la solution avec vos doigts sur la partie de votre cuir chevelu concernée.

Massez en déplaçant bien votre cuir chevelu et pas simplement en frottant la solution.

Cela activera la circulation sanguine de votre cuir chevelu, et par effet domino, la pousse de vos cheveux.

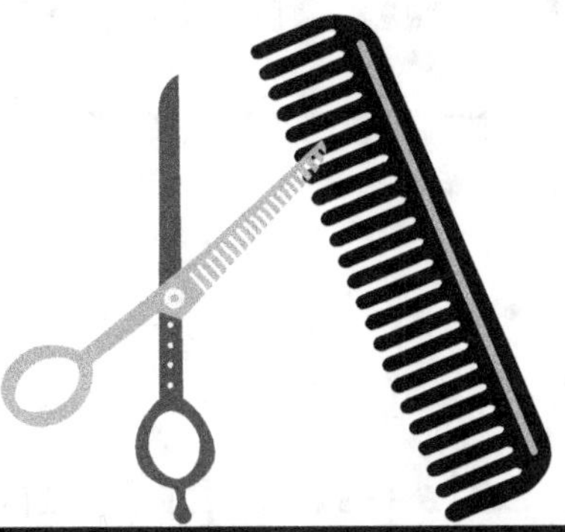

Routine quotidienne

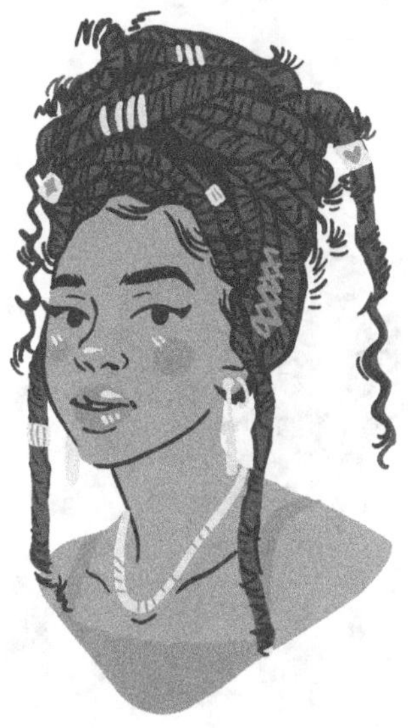

Ta routine du soir

La routine du soir est le principal moment de la journée où l'on va prendre des mesures pour limiter la perte d'hydratation et l'accroissement du niveau d'emmêlement.

Avec le soin hebdomadaire, les cheveux retrouveront alors des niveaux d'hydratation et d'emmêlement optimaux.

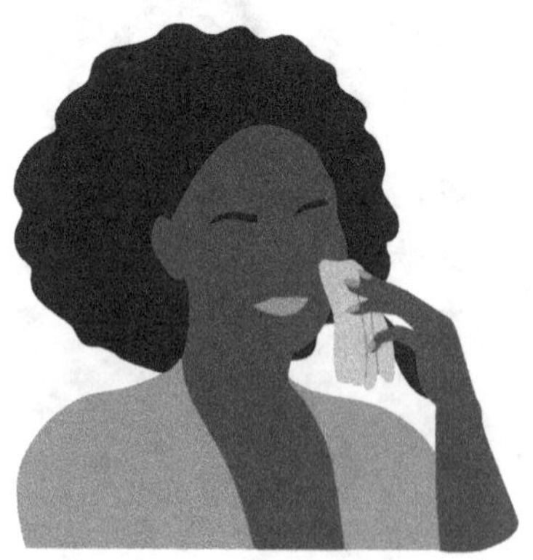

1. Défait ta coiffure actuelle. On veut obtenir une chevelure libre, lâchée et relativement homogène.

2. Vaporise ta chevelure. Profite en pour enlever ponctuellement les cheveux morts, défaire tes noeuds et procéder à un léger démêlage aux doigts.

Attention, il ne s'agit pas de procéder à une séance complète de démêlage. Il ne faut également pas avoir la main lourde sur le vaporisateur : on ne cherche pas à avoir les cheveux mouillés, dégoulinant d'humidité, on veut simplement leur apporter un peu d'hydratation. Si le lendemain matin vous n'avez pas les cheveux complètement secs, c'est que vous avez trop vaporisé.

(3) Tresser vos cheveux en nattes ou en vanilles.

Plus vos cheveux sont longs, plus un petit nombre de tressage suffit durant la routine du soir.

(4) Poser un foulard en satin.

Le foulard en satin permet de maintenir l'hydratation.
Il sert également à contrôler la position de vos cheveux et de les maintenir plaqués pour la nuit ce qui permet d'avoir le lendemain un meilleur niveau d'étirement.

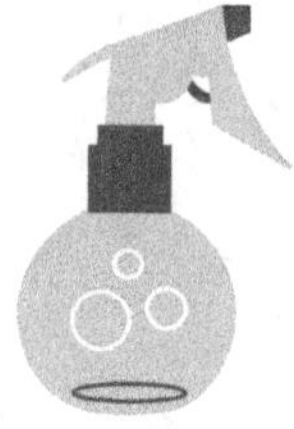

Ta routine du matin

La routine du matin permet de capitaliser sur les efforts du soir. Il est indispensable d'avoir réaliser une routine du soir la veille pour appliquer cette méthode, on se retrouve alors le matin avec une chevelure en tressage.

La routine du matin est le temps où l'on défait les tressages de la nuit précédente et où l'on peut se coiffer en manipulant au doigt des mèches de cheveux contraint mécaniquement dans une mise en pli.

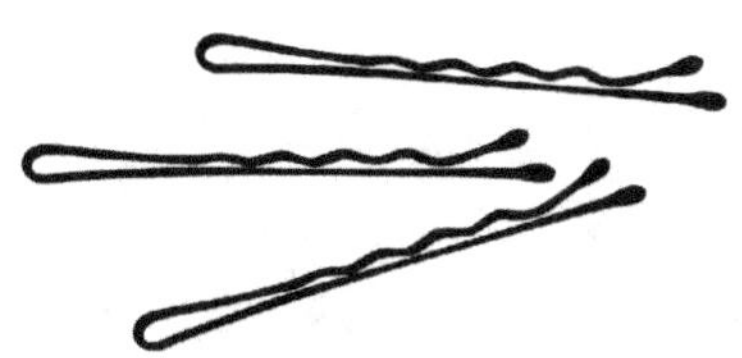

1 Décide de la coiffure que tu veux faire.

2 Défaits tes nattes ou vanilles

Tu auras à ce moment là une mise en pli plus ou moins nette. Chaque natte réalisée après le soin va créer 2 ou 3 mèches de cheveux. Ainsi, tu pourras réaliser facilement tes coiffures

3 Ajuste les mèches de cheveux et divise les mèches jusqu'à obtenir un résultat homogène et définitif.

Avec cette méthode, sans utiliser la brosse, tu perdras très peu de cheveux en te coiffant. Cela améliorera énormément la rétention de longueur et donc la pousse des cheveux.

Ta routine en milieu de semaine

Après un soin bien réalisé, les cheveux doivent normalement rester hydraté au moins pendant 3 jours. Tu n'as donc pas besoin d'appliquer du lait hydratant, du lait ou de l'huile tous les soirs.

Au milieu de la semaine, tu peux relancer l'hydratation de tes cheveux. Cette hydratation sera moins efficace que le soin, mais pour des cheveux malléables au quotidien, c'est suffisant.

(1) Défait ta coiffure actuelle

(2) Applique dans l'ordre : eau avec le vaporisateur, lait hydratant, beurre ou huile végétale.

(3) Tresse tes cheveux en nattes ou en vanille

(4) Pose ton foulard en satin

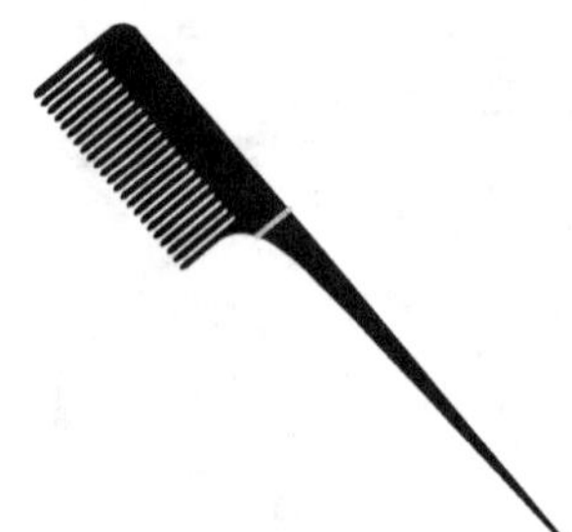

Notes sur mon suivi capillaire

Cet carnet est protégé par le droit d'auteur.
Il ne peut être communiqué à des tiers et/ou
reproduit sans autorisation préalable écrite
et son
contenu ne peut être divulgué.

www.ingramcontent.com/pod-product-compliance
Lightning Source LLC
Chambersburg PA
CBHW061555250726
48657CB00021B/1880